Elisabeth BRETON
Alain JACQUET

Apports de la réflexologie dans le degré d'exposition au burnout

Elisabeth BRETON
Alain JACQUET

Apports de la réflexologie dans le degré d'exposition au burnout

Etude pilote

Éditions Vie

Imprint

Cover image: www.ingimage.com

Publisher:
Éditions Vie
is a trademark of
Dodo Books Indian Ocean Ltd. and OmniScriptum S.R.L publishing group

120 High Road, East Finchley, London, N2 9ED, United Kingdom
Str. Armeneasca 28/1, office 1, Chisinau MD-2012, Republic of Moldova, Europe
Printed at: see last page
ISBN: 978-613-9-59664-5

Apports de la réflexologie dans le degré d'exposition au burnout

Etude pilote

Elisabeth Breton et Dr Alain Jacquet

« Malgré le désir que j'ai de m'exprimer avec la plus grande clarté,
ces choses de l'oraison seront bien obscures pour celui qui
n'en a pas l'expérience ».

Thérèse d'Avila

SOMMAIRE

PRÉFACE

« Ils n'en mouraient pas tous mais tous étaient frappés ».
La Fontaine

Selon diverses études, le burnout impacte 2,5 millions de personnes en France. Le burnout est un syndrôme (et non une maladie) qui provient, le plus souvent mais non exclusivement, de la rencontre entre un individu et une situation de travail dégradée.

Les nouvelles formes d'organisation du travail ont modifié notre rapport au travail. Le regard de l'entreprise sur ses salariés a changé, le regard du manager sur ses équipes a changé, le regard du salarié sur ses collègues a changé. Quand il n'y a pas si longtemps une entreprise faisait du profit, elle récompensait ses salariés avant de penser à reverser des dividendes à ses actionnaires. Aujourd'hui c'est l'inverse. Le salarié est relayé au second rang.

Quand auparavant un manager s'assurait de donner à ses équipes les moyens de réaliser leur tâche efficacement, aujourd'hui il s'inquiète du nombre de clics sur leur ordinateur.

Quand auparavant l'entreprise s'assurait de créer un esprit d'équipe, de fédérer autour d'un projet, autour de valeurs, aujourd'hui le management individuel de la performance créé la division. Le soutien social n'existe plus (« chacun pour sa pomme »), le travail est une denrée rare, personne ne veut perdre sa place.

Quand le travail fait mal, qu'il devient un danger potentiel pour la santé physique et mentale, on parle alors de risques psychosociaux. Ce terme regroupe l'ensemble des situations de stress, les violences internes et externes qui peuvent être subies dans l'entreprise.

Le burnout en est l'une des expressions.

Le burnout se définit comme un syndrome d'épuisement professionnel qui se manifeste par trois dimensions :

- **Un épuisement émotionnel psychique et émotionnel** : la personne a le sentiment d'être totalement vidée de ses ressources. Les temps de repos habituels (sommeil, week-end, congés) ne parviennent pas à endiguer cette fatigue, qui devient alors chronique. Certaines personnes dorment jusqu'à 18 heures par jour.
- **Le cynisme vis-à-vis du travail** : la personne devient négative et détachée vis-à-vis de son travail et des personnes. Elle se désengage de son activité, de l'entreprise.
- **Le sentiment de non-accomplissement personnel au travail** : la personne a le sentiment de ne plus être à la hauteur, d'être inefficace, elle se dévalorise et perd confiance en elle.

Le burnout peut toucher n'importe qui, n'importe quel secteur d'activité ou niveau hiérarchique. On peut toutefois constater un profil de personnalité propice au burn out. On constate que les personnes majoritairement touchées sont celles qui ont une forte « valeur travail » et qui en attendent beaucoup. Leur métier et le sens qu'elle lui donne est leur moteur de tous les jours.

Le burnout peut donc s'expliquer par des caractéristiques liées au travail et par des caractéristiques liées à l'individu.

Parce que nous passons beaucoup de temps au travail, parce qu'il est le lieu de création d'un lien social, parce qu'il est un repère identitaire, il est souvent l'endroit où ces souffrances viennent se cristalliser.

Ma pratique de psychologue du travail m'amène à constater l'ampleur des dégâts physiques et psychologiques du burnout.

- **Sur le plan physique**, on constate une perte d'énergie, des troubles du sommeil, une fatigue chronique, des tensions musculaires, des douleurs rachidiennes, des maux de têtes, des nausées, des vertiges…
- **Sur le plan cognitif**, une diminution de la concentration, des difficultés à réaliser plusieurs tâches à la fois, à prendre des décisions, à prendre du recul. On observe aussi des troubles de la mémoire.
- **Sur le plan émotionnel**, la personne est d'humeur triste, elle manque d'entrain, elle est irritable, fait preuve d'une hypersensibilité ou d'une absence totale d'émotions.
- **Sur le plan comportemental**, on observe un repli sur soi, un isolement, une agressivité, de la violence, du ressentiment envers les autres ou un manque total d'empathie, voire même de l'hostilité. Peut s'ensuivre un comportement addictif.
- **Sur le plan motivationnel**, la personne se déprécie constamment, elle se désengage progressivement. Sa motivation baisse, le doute s'installe sur son savoir-faire, elle perd ses valeurs de travail.

Spécialisée dans la prévention des risques psycho-sociaux, j'accompagne régulièrement des personnes en burnout. Mon travail consiste à ouvrir à la personne un espace d'expression. « Tout ce qui ne s'exprime pas, s'imprime » dit-on. L'abréaction, cette libération de l'émotion par la verbalisation, fait partie intégrante du processus de « guérison ». Il est donc important, en plus d'un suivi médical indispensable, que la personne sujette au burn out trouve un espace de parole bienveillant. Il lui permettra de dire sa souffrance, voire de la légitimer.

Ensemble, nous allons travailler sur son rapport au travail, sur le sens qu'elle y met, sur sa notion de valeur, d'engagement, son rapport à l'autorité, etc.

Je constate que le temps de « guérison » est souvent proportionnel à la durée de la souffrance en entreprise. Cela peut prendre jusqu'à 2 ans avant que la personne retrouve énergie et confiance pour vivre une nouvelle expérience professionnelle.
Je me rends compte, pour certaines personnes, que l'intellectualisation ne suffit pas pour opérer un changement de posture ou de comportement. Cela ne suffit pas toujours pour oser.
Certaines restent comme « coincées » par leurs peurs, leurs angoisses. Le monde de l'entreprise suscite chez elle un rejet total, elles ne veulent plus y retourner ou alors veulent faire tout autre chose. Comme si l'expérience douloureuse passée contaminerait toutes les suivantes.

Patrick Legeron, psychiatre du travail spécialisé dans le stress au travail, parle de 5 étapes au changement :

1) Posséder l'information
2) Adhérer à l'information
3) Décider d'agir
4) Initier une démarche
5) Maintenir dans le temps

Il est en effet nécessaire de comprendre ce qui s'est passé, ce qui s'est joué avant d'accepter ce qui est et sur lequel il n'est plus possible de revenir. Puis vient le temps de la décision de changement et de la mise en œuvre d'actions concrètes qui doivent se maintenir dans la durée.
Parfois même, alors lorsqu'elles expriment une volonté de retourner au travail, elles ne mettent rien de tangible en œuvre pour que ça arrive. Ou, quand elles posent une action concrète, c'est pour s'auto-saborder. « Mon corps n'en fait qu'à sa tête » disait Marcel Achard.
La parole ne suffit donc pas toujours pour passer au stade de l'initiation d'une démarche efficace. Je me suis alors intéressée au corps. Le corps est bien

souvent le réceptacle de l'indicible. Tous ces maux sur lesquels il n'est pas toujours aisé de mettre des mots.
La tête est un raccourci pour parler au corps, mais le corps peut aussi être un raccourci pour parler à la tête. Parfois, il est intéressant d'accueillir une personne dans sa globalité « tête et corps ». C'est pourquoi j'utilise le toucher réflexologique.

Formée à l'école d'Elisabeth BRETON, tous les jours j'en constate les bienfaits. Les personnes retrouvent une clarté d'esprit, de jugement, reprennent petit à petit confiance en elles.

Elisabeth Breton, criminologue de formation, enseigne la réflexologie depuis plus de 20 ans. Alors qu'il n'existe pas d'étude scientifique sur les apports de la réflexologie sur le corps elle propose, dans son livre co-écrit avec le Docteur Alain Jacquet, un premier test d'étude clinique sur les effets de la réflexologie sur la symptomatologie du burnout. Cette étude respecte les aspects rigoureux d'un essai clinique, mais trop peu de sujets sont inclus pour faire une analyse statistique fiable. Ce n'était qu'une étude « pour s'entraîner » à maitriser les procédures des essais cliniques, et une conclusion formelle ne pourra être portée qu'après avoir conduit un essai clinique validé par le Ministère et un Comité de Protection des Personnes. Les résultats sont néanmoins encourageants.
Avec son cadre et sa rigueur, elle nous conduit à pousser notre réflexion sur les bénéfices cognitifs et physiques que pourraient trouver la personne sujette au burnout dans une approche par le corps, et notamment par la stimulation réflexe plantaire.

Ce livre est en tout cas l'occasion de percevoir le syndrôme du burnout autrement. Non plus comme une fatalité de l'organisation du travail, mais comme une occasion de faire individuellement de la prévention.

Michel Delbrouck, médecin auteur de *« Comment traiter le burn out »*, dit : « Celui qui a la capacité d'arrêter, et d'analyser ce qu'il est en train de vivre, acquiert une chance inouïe et inespérée de modifier sa trajectoire de vie avant qu'il ne soit trop tard ».

C'est en ce sens que la réflexologie, comme outil de la gestion du stress, peut apparaitre comme un formidable moyen de prévention primaire au burn out. Ce livre nous amène aussi à le penser comme outil de prévention tertiaire. Il est organisé en 3 parties :

- Organisation de l'étude et de ses critères scientifiques
- Protocole de soin adopté
- Résultats observés

Des essais cliniques, validés par le Ministère et un Comité de Protection des Personnes, devraient ouvrir un large champ des possibles pour la réflexologie.

Sarah MURTÉ-CIESLAK
Consultante gestion de carrière
Psychologue du travail
Spécialiste des risques psycho-sociaux
Spécialisée dans la gestion du stress et des émotions

AVANT-PROPOS

Cet ouvrage a pour but de livrer les objectifs d'un essai clinique et les méthodologies pour les atteindre dans le cadre de **l'apport de la réflexologie sur la gestion du stress et sur le risque d'exposition au burn out.**[1]

Il s'agit d'un **essai pilote de "première intention"** qui a été réalisé sans soumission du protocole aux autorités et sans passage devant un Comité de Protection des Personnes (CPP). Il doit permettre de mieux appréhender le profil à donner à un essai clinique se déroulant dans le cadre de la **"Loi Huriet-Sérusclat"**, qui ne sera réalisé que dans un deuxième temps[2].

Les informations publiées ne prétendent en aucun cas se substituer à une consultation, un acte médical ou à une prescription de médicaments.
Elles ne peuvent nullement remplacer l'avis d'un médecin ou d'un autre professionnel de la santé.

---

[1] Etude pilote. L'apport de la stimulation réflexe plantaire sur le degré d'exposition au burn-out | Cairn.info

[2] La loi du 20 décembre 1988 relative à la protection des personnes qui se prêtent à des recherches biomédicales, dite loi Huriet ou loi Huriet-Sérusclat, est une loi française qui vise à réglementer certains aspects relatifs à la bioéthique

REMERCIEMENTS

J'adresse mes remerciements à tous ceux qui ont contribué d'une manière ou d'une autre à la réalisation de ce livre, et plus particulièrement aux Docteurs Alain Jacquet, coordonnateur de l'étude, Joakim Valéro, responsable scientifique, et Sarah Murté, psychologue du travail, ainsi qu'aux réflexologues qui ont participé bénévolement à cet essai pilote (Souad Ajdaïni, Carine Blondeleau, Gwénaëlle Charissoux, Sandrine Chrétien, Edith Ferru, Bernadette Kurucz, Sandrine Le Berre, Isabelle Laurent, Isabelle Billat-Poncet, Isabelle Sarh-Rouny, Céline Verhille), et à tous les membres du Comité de recherche du Centre de formation Elisabeth Breton.

Avec toute ma gratitude
Elisabeth Breton

INTRODUCTION

Rencontre avec le Docteur Alain JACQUET

En 2016, j'assiste à un congrès sur le burnout organisé par les Dr Dalle et Lamboley. J'y rencontre le Dr Alain Jacquet, qui travaille dans le département de pharmacologie clinique du CHU de Bordeaux (Pr Nicholas MOORE). Il expose les résultats d'un essai clinique publié dans la presse médicale internationale *(The Journal of International Medical Reseach - Volume 43 – February 2015)*[3] et je découvre, un peu ébahie, les contraintes et les difficultés d'un essai clinique conduit avec la rigueur d'un essai médicament. Subitement, pour moi, aucun doute.

Si la réflexologie veut être reconnue comme une partie intégrante du système de santé, il est INDISPENSABLE de « s'accrocher au wagon » et de conduire des essais cliniques rigoureux respectant les normes internationales de la pharmacologie clinique. Seul moyen de pouvoir en publier les résultats dans une revue médicale de qualité avec comité de lecture.

Je demande au Dr Jacquet de former les élèves de mon école, et de leur apprendre les démarches à suivre pour conduire un essai clinique.

Cinq séances sont alors organisées à Paris au cours desquelles sont présentées les procédures des essais cliniques « médicaments » : protocole, critères d'inclusion et de non inclusion des patients, critères de sortie d'essai, échelles à utiliser obligatoirement validées à l'international, consentement éclairé à signer par les patients, analyse statistique (à réaliser par une société de stat spécialisée en « essais cliniques »), cahier d'observation et rigueur de son remplissage, etc…

---

[3] Burnout: Evaluation of the efficacy and tolerability of TARGET 1® for professional fatigue syndrome (burnout) https://journals.sagepub.com/doi/full/10.1177/0300060514558324

Nous décidons alors de mettre au point un « essai clinique » sur le burnout, non déclaré, uniquement pour s'entraîner. Nous savons qu'il ne nous permettra pas de conclusion fiable.

Un protocole et un cahier d'observation, conformes aux procédures « médicaments », sont rédigés. L'essai est mis en route, surveillance, puis correction des cahiers d'observation et relevé des données recueillies.

Titre de l'étude : *Apport de la réflexologie dans le degré d'exposition au burnout et dans l'amélioration de la symptomatologie du burnout.*
Identification du protocole : Référence : e583-608 - version du 19 mai 2016.
Promoteur : Centre de formation Elisabeth Breton (siège social Guyancourt).
Médecin coordonnateur : Docteur Alain Jacquet (Bordeaux).
Responsable scientifique : Docteur Joakim Valéro (Orléans).
Lieu de réalisation : Cabinets de réflexologie des investigateurs (une dizaine de réflexologues dont la plupart issus du Centre de formation Elisabeth Breton).
Méthodologie : Essai de pharmacologie clinique en "ouvert" (essai pilote).
Date prévue de début de l'essai : Juin 2016.
Date prévue de fin de l'essai : Avril 2018.
Réflexologie (méthode) : *Techniques réflexes conjonctives, périostées et dermalgies viscéro-cutanées (contribution ostéopathique à la réflexologie)®-Méthode originale d'Elisabeth Breton (Marque déposée à l'INPI N°19 4 517 964, le 23/01/2019).*[4]

[4] Techniques réflexes conjonctives, périostées et dermalgies viscéro-cutanées (contribution ostéopathique à la réflexologie) (Marques) - Data INPI

Etude observationnelle

Afin de mieux comprendre les objectifs d'une étude observationnelle, il est important d'expliquer le sens de la méthode et de la recherche expérimentale.

La méthode expérimentale est ainsi définie par le chimiste Michel-Eugène Chevreul en 1856 :

« ***Un phénomène frappe vos sens ; vous l'observez avec l'intention d'en découvrir la cause, et pour cela, vous en supposez une dont vous cherchez la vérification en instituant une expérience*** ».[5]

La méthode expérimentale est une démarche scientifique qui consiste à tester par des expériences répétées la validité d'une hypothèse en obtenant des données nouvelles, qualitatives ou quantitatives, conformes ou non à l'hypothèse initiale.

L'expérience scientifique se distingue de l'expérience empirique en ce qu'elle exige un protocole conçu à partir d'une hypothèse.

« La réflexologie, comme toute pratique inspirée d'approches traditionnelles de soins, est en train d'évoluer sur la base d'une recherche plus soutenue. En rester à une approche générale des pratiques manuelles sans tenter de comprendre la spécificité des techniques et leurs limites ne la ferait pas rentrer dans une logique de santé, et donc dans la démarche voulue par la Haute Autorité de santé depuis 2011 en France, les interventions non médicamenteuses (INM) ».

.....

« La voie de la recherche est la seule à pouvoir légitimer la pratique et ses praticiens. La connaissance issue de la science doit pouvoir se décliner dans

[5] M.-E. Chevreul, Lettres adressées à M. Villemain sur la méthode en général et sur la définition du mot « fait ». Relativement aux sciences, aux lettres, aux beaux-arts, etc., etc., Garnier Frères, 1856, p. 27-29

les structures de formation. Le nombre d'études sur la réflexologie publiées dans des revues scientifiques augmente, il faut s'en féliciter ».[6]

Extrait de la Préface de Pr G.Ninot, « Réflexologie et Troubles fonctionnels », E.Breton et Dr J.Valéro, chez DUNOD.

Pr Grégory Ninot Directeur adjoint, Institut Desbrest d'Épidémiologie et de Santé Publique (Université de Montpellier – INSERM). Chargé de recherche, Institut du Cancer de Montpellier Président, Non-Pharmacological Intervention Society (NPIS)

Concernant la recherche clinique en réflexologie, très peu d'études françaises ont été réalisées à ce jour. L'une des raisons pouvant expliquer cela est qu'il règne au sein des réflexologues une méconnaissance méthodologique des procédures d'évaluation et, surtout, une confusion sémantique.

[6] Réflexologie et troubles fonctionnels - Prise en charge et gestion du stress par les techniques réflexes - Livre et ebook Thérapies complémentaires de Elisabeth Breton - Dunod

Justification de l'étude

Le burnout, dans sa version "fatigue professionnelle", se caractérise par un état de "mal être" profond. S'ensuivent des incidences psychologiques le plus souvent importantes, mais aussi des incidences physiques multiples et variées, expliquant la symptomatologie très polymorphe et très diversifiée que présentent les sujets impactés par le burnout. Le stress en est toujours à l'origine.

Le stress est une réaction physique, physiologique et psychologique du corps lui permettant de s'adapter aux événements de la vie quotidienne. Beaucoup de nos problèmes de santé peuvent être liés au stress, au surmenage et à la tension nerveuse.
Le stress peut se manifester tant sur le plan physique que psychologique, et génère systématiquement une HYPERFONCTION du système nerveux. Celui-ci étant étroitement lié au système hormonal, une cascade de réactions chimiques se déclenche, entraînant des troubles manifestes.

La réflexologie a des effets calmants sur le système nerveux. Celui-ci est parmi les premiers systèmes organiques à être exposé aux conséquences néfastes du stress.
Il y a un lien étroit entre stimulation réflexe, terminaisons nerveuses et système nerveux. Le toucher réflexe *(pression cadencée, répétitive, rythmée)* est un stimulus.
Les stimuli provoqués par pression sur les zones réflexes plantaires agissent sur le système nerveux central (les circuits neuro-hormonaux) ainsi que sur le système nerveux autonome (les arcs réflexes viscéraux), lequel contrôle le fonctionnement neurovégétatif des organes, des muscles et des glandes.

Lorsque le stress perdure, nous nous trouvons dans un état de réponse permanente, ce qui use notre système cardio-vasculaire, diminue nos défenses immunitaires et perturbe un ensemble de régulations hormonales indispensables au bon fonctionnement de notre corps. Ce sont les déséquilibres du système nerveux, de ses fonctions sympathique (la mobilisation) et parasympathique (la récupération) qui affectent le métabolisme.

La réflexologie est une pratique manuelle de relaxation ayant une action régulatrice des équilibres nerveux, sanguin et métabolique. Elle est susceptible d'apporter une aide non négligeable dans le domaine de la gestion du stress, et donc dans le degré d'exposition au burn out. Le sujet stressé est fragile, et lorsqu'il est en situation professionnelle ce stress, éventuellement associé à d'autres facteurs spécifiques ou non de son activité professionnelle, peut fortement contribuer à un état de burn out qui va aggraver son mal être.

L'intérêt de cette étude est de permettre de suspecter l'apport de la réflexologie :

- **Dans le degré d'exposition au burnout (capacité potentielle d'un sujet à être ou non impacté par le burnout).**
- **Dans la réduction de la symptomatologie du burnout. Trois axes : épuisement professionnel, dépersonnalisation et accomplissement des taches.**

Cette étude préliminaire nous a permis de suspecter une bonne efficacité de la méthodologie retenue (réflexologie). Le seul moyen de confirmer cette suspicion sera de mettre en œuvre un essai clinique validé par le Ministère de la santé et un Comité de Protection des Personnes.

Le nombre de sujets inclus devra être plus important et l'analyse statistique finale sera confiée à une société spécialisée en « statistiques essais cliniques ». Si l'efficacité est confirmée (et non plus seulement suspectée) ce serait un apport original et intéressant sur le plan du bien-être de ces sujets au regard de la symptomatologie du burn out.

PREMIÈRE PARTIE

Objectifs de l'étude

Objectif principal :

- Évaluation de l'apport de la réflexologie sur le degré d'exposition au burnout. L'échelle utilisée est l'échelle de référence internationale **BMS-10**. (Burnout Measure Short version » - de Maslach-Pines).

Objectifs secondaires :

- Évaluation de l'apport de la réflexologie sur l'amélioration de la symptomatologie du burnout étudiée sous trois axes : épuisement professionnel, dépersonnalisation, accomplissement des taches (**échelle MBI-HSS = Maslach Burnout Inventory – Human Services Survey**).

Méthodologie :

- **Essai en ouvert :** La nature du traitement administré est connue à la fois par le malade et par le médecin.
- **Pluricentrique = Plusieurs centres adoptent le même protocole.**

Un essai en ouvert est une étude scientifique rigoureuse en thérapeutique médicale humaine. Elle cherche à évaluer l'efficacité et la tolérance d'un traitement ou d'une méthode diagnostique.
Dans le cadre du médicament, il y a relativement peu d'essais « en ouvert » et la méthodologie la plus souvent utilisée est une « étude en double aveugle contre placebo ». Mais, dans le cadre de la réflexologie, il n'est pas possible d'utiliser un placebo. D'où notre décision d'adopter un « essai en ouvert ».

Avant de débuter, un essai clinique requiert l'approbation des autorités de santé et des comités d'éthique (CPP = Comité de Protection des Personnes), ainsi qu'un consentement éclairé écrit qui doit être signé par les sujets inclus.

Ce qui sous-entend un protocole et un cahier d'observation conformes aux normes de la pharmacologie, imposant le recours à un pharmacologue.

Selon leur conception ces études varient en taille, en coût, et en portée géographique.

Un essai en ouvert est un essai thérapeutique dans lequel les soignants et les participants ont connaissance du traitement à l'essai. Il se distingue de l'essai en simple aveugle (où seul le soignant connaît le traitement administré), ou en double aveugle (où ni le soignant, ni le patient ne connaissent le traitement). Dans l'immense majorité des cas, les essais en double aveugle sont des essais « versus placebo ». Impossible ici.

Schéma de l'étude

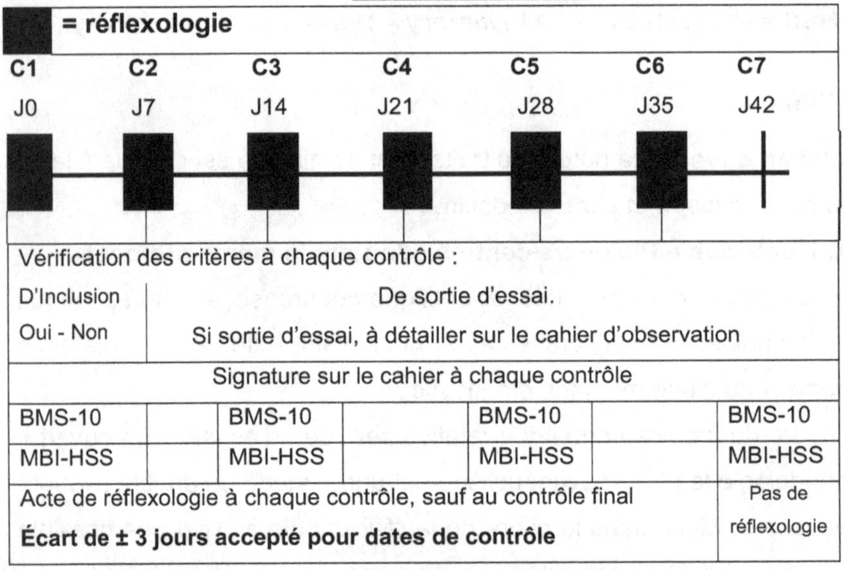

Vérification des critères à chaque contrôle :						
D'Inclusion Oui - Non	De sortie d'essai. Si sortie d'essai, à détailler sur le cahier d'observation					
Signature sur le cahier à chaque contrôle						
BMS-10		BMS-10		BMS-10		BMS-10
MBI-HSS		MBI-HSS		MBI-HSS		MBI-HSS
Acte de réflexologie à chaque contrôle, sauf au contrôle final **Écart de ± 3 jours accepté pour dates de contrôle**						Pas de réflexologie

Durée de l'essai

La durée de l'essai est de six semaines.

Calendrier des contrôles

1 contrôle par semaine pendant 6 semaines (J0, J7, J14, J21, J28, J35, J42).

Phases de l'étude

C1 – J0

Vérification critères d'inclusion.

Signature du consentement éclairé.

Echelles BMS-10 + MBI-HSS.

Acte de réflexologie.

C2 – J7

Vérification critères sortie d'essai.

Acte de réflexologie.

C3 – J14

Vérification critères sortie d'essai.

Echelles BMS-10 + MBI-HSS.

Acte de réflexologie.

C4 – J21

Vérification critères sortie d'essai.

Acte de réflexologie.

C5 – J28

Vérification critères sortie d'essai.

Echelles BMS-10 + MBI-HSS.

Acte de réflexologie.

C6 – J35

Vérification critères sortie d'essai.

Acte de réflexologie.

C7 – J42

Vérification critères sortie d'essai.

Echelles BMS-10 + MBI-HSS.

Fin de l'essai.

Critère de jugement principal : Degré d'exposition au burnout :

- Diminution du score de l'échelle **BMS-10, qui varie de 1 à 7**.
  Cette échelle est complétée à J0, J14, J28, J42.

Critères de jugement secondaire : Symptomatologie du burnout dans les trois axes de l'échelle MBI-HSS, complétée à J0, J14, J28, J42.

- Épuisement professionnel – diminution du score. Varie de 0 à 54.
- Dépersonnalisation – diminution du score. Varie de 0 à 30.
- Accomplissement des taches : augmentation du score. Varie 0 à 48.

Nombre de réflexologues participants à l'étude

8 réflexologues ont participé à l'essai. Sujets reçus à leur cabinet.

Nombre de sujets inclus et recrutement

26 sujets ambulatoires ont été inclus dans l'essai. Leur recrutement a été effectué au sein de la clientèle de chaque réflexologue participant à l'essai. Les sujets volontaires sélectionnés devaient répondre aux critères d'inclusion et ne présenter aucun critère de non-inclusion.

Fiche d'information – Consentement éclairé

Au premier contrôle, la note d'information est remise aux sujets et deux consentements éclairés sont signés. Un pour le sujet et un pour l'investigateur, qui l'archive avec les documents de l'essai.

Les volontaires, conformément à la législation concernant les essais HPS (Hors Produit de Santé) ne sont pas inscrits sur le fichier VRB (volontaires en recherche biomédicale). Il n'y a donc pas de « période d'exclusion » au terme de l'essai.

Critères d'inclusion et de non-inclusion

Critères d'inclusion :

- Hommes et femmes âgés de 30 à 65 ans.
- En situation professionnelle lors de l'inclusion.
- Ayant des relations directes avec des personnes dont il a la charge (patients, élèves, clients, etc..) au sens large du terme.
- En situation de stress avec un degré d'exposition au burnout minimum de 4 à l'échelle BMS-10 (cette échelle varie de 1 à 7).
- Présentant une symptomatologie évocatrice d'une impaction par le burnout, quelle que soit sa nature.
- Comprenant les documents remis en début d'essai.
- Acceptant de se rendre aux contrôles aux dates indiquées.
- Acceptant de signer le consentement éclairé de participation.

Critères de non-inclusion :

- Traitement antidépresseur ou anxiolytique en cours.
- Pathologie mettant en jeu le pronostic vital dans le délai de l'étude.
- Professionnel en arrêt de travail, quel que soit le motif de cet arrêt.
- Cancer non stabilisé depuis cinq ans, ou considéré comme "non guéri".
- Sujets sous curatelle ou tutelle, ou privés de liberté décisionnelle judiciaire.
- Sujets dans l'incapacité psychique de comprendre les contraintes de l'étude.

Critères de sortie en cours d'essai (exclusion) :

Sera exclu de l'essai tout sujet :

- Qui en fait la demande, sans qu'il lui soit nécessaire de se justifier.
- Qui commence un traitement antidépresseur ou anxiolytique.
- Qui bénéficie d'un changement de poste professionnel, car cela peut éventuellement entraîner une amélioration de son état qui pourrait être indûment attribué aux actes de réflexologie pratiqués.
- Mis en arrêt de travail par prescription médicale de plus de sept jours.
- Qui débute une grossesse.
- Non-respect de la méthodologie de l'essai ou des dates de rendez-vous pour les contrôles (délai de ± 3 jours autorisé).

Les volontaires exclus ne sont pas remplacés.

Attribution des numéros des sujets :

Numéro attribué (C1 - J0) selon l'ordre chronologique d'inclusion dans le protocole. Chaque investigateur a reçu DEUX cahiers d'observation numérotés (1 à 2 pour le premier, 3 à 4 pour le second, ...). Si un investigateur "tombe en panne de cahiers", deux autres cahiers sont remis, numérotés en fonction des cahiers déjà distribués.

Les actes de réflexologie :

L'objectif principal de cette étude est de vérifier l'apport de la réflexologie dans l'exposition au burnout. Des actes de réflexologie ont été pratiqués aux contrôles J1, J7, J14, J21, J28, J35 (pas de réflexologie au dernier contrôle). Tous les intervenants réflexologues ont suivi la même procédure pour dispenser les séances et ont appliqué le même protocole de réflexologie : ***Protocole de Relaxation de l'axe du stress via les plexus neuro-réflexes plantaires (digito-pression sur les plexus plantaires).***

Matériel utilisé : mains nues, sans huile.

Durée de la séance de réflexologie plantaire : 45 mn.

Durée totale du contrôle = prestation de réflexologie + échelles + discussion avec le volontaire : 1 h 30.

Critères d'évaluation

Échelles de Christina Maslach (BMS-10 et MBI-HSS) qui font consensus. Elles évaluent le degré d'exposition au burnout ET la symptomatologie du burnout (épuisement professionnel et émotionnel, dépersonnalisation et accomplissement personnel). Les critères d'évaluation sont décrits ci-après.

OBJECTIF PRINCIPAL : ***apport de la réflexologie dans le degré d'exposition au burnout (échelle BMS-10).***

Sera considéré comme "favorable" si entre le début et la fin de l'essai le score de l'échelle "BMS-10" diminue.

ÉCHELLE BMS-10 : en pensant à votre travail, globalement			
Pour toutes les questions, attribuer une note de 1 à 7 selon le barème ci-contre	**1 = Jamais**	**5 = Souvent**	
	2 = Presque jamais	**6 = Très souvent**	
	3 = Rarement	**7 = Toujours**	
	4 = Parfois		

1	**Vous êtes-vous senti(e) fatigué(e) ?**	
2	**Vous êtes-vous senti(e) déçu(e) par certaines personnes ?**	
3	**Vous-êtes vous senti(e) désespéré(e) ?**	
4	**Vous êtes-vous senti(e) sous pression ?**	
5	**Vous-êtes vous senti(e) physiquement faible ou malade ?**	
6	**Vous êtes-vous senti(e) "sans valeur" ou en échec**	
7	**Avez-vous ressenti(e) des difficultés au sommeil ?**	
8	**Vous êtes-vous senti(e) délaissé(e)**	
9	**Vous êtes-vous senti(e) déprimé(e) ?**	
10	**Pouvez-vous dire "j'en ai assez" ou "ça suffit" ?**	
	Total ➔	
	SCORE = total /10 ➔	

Score BMS-10 :

- Inférieur à 2,4 : Très faible degré de Burnout.
- Entre 2,5 et 3,4 : Faible degré de Burnout.
- Entre 3,5 et 4,4 : Présence de Burnout.
- Entre 4,5 et 5,4 : Degré élevé d'exposition au Burnout.
- Supérieur à 5,5 : Degré très élevé d'exposition au Burnout.

<u>OBJECTIFS SECONDAIRES</u> : ***apport de la réflexologie dans l'amélioration de la symptomatologie du burnout (<u>échelle MBI-HSS</u>).***

L'apport de la réflexologie sera considéré comme "favorable" si entre le début et la fin de l'essai les trois scores varient comme suit :

- Épuisement professionnel : doit diminuer.
- Dépersonnalisation : doit diminuer.
- Accomplissement des tâches : doit augmenter (= assimilable au développement personnel).

ÉCHELLE MBI-HSS (indiquer la cotation dans les cases blanches)

Échelle MBI-HSS Maslach Burnout Inventory's	Pour chaque item ci-dessous, attribuez la cotation correspondante	
	0 = jamais	**4** = 1 fois/semaine
Epuisement professionnel	**1** = quelquefois/an	**5** = quelquefois/semaine
Dépersonnalisation	**2** = 1 fois/mois	**6** = chaque jour
Accomplissement personnel	**3** = quelques fois/ mois	

N°	Item	Epuisement professionnel	Dépersonnalisation	Accomplissement personnel
1	Je me sens émotionnellement vidé(e) par mon travail			
2	Je me sens à bout à la fin de ma journée de travail			
3	Je me sens fatigué lorsque je me lève le matin et que je dois aller travailler			
4	Je peux comprendre facilement ce que mes patients/clients/élèves ressentent			
5	Je m'occupe de certains patients/clients/élèves de façon impersonnelle, comme s'ils étaient des objets			
6	Travailler avec des gens toute la journée me demande beaucoup d'efforts			
7	Je m'occupe très efficacement des problèmes de mes patients/ clients/élèves			
8	Je sens que je craque à cause de mon travail			
9	Je pense qu'à travers mon travail j'ai une influence positive sur les gens			
10	Je suis devenu plus insensible aux gens depuis que j'ai ce travail			
11	Je crains que ce travail ne m'endurcisse émotionnellement			
12	Je me sens plein(e) d'énergie			
13	Je me sens frustré(e) par mon travail			
14	Je sens que je travaille "trop dur" dans mon travail			
15	Je ne me soucie pas vraiment de ce qui arrive à mes patients/clients/élèves			
16	Travailler en contact direct avec les gens me stresse trop			
17	J'arrive facilement à créer une atmosphère détendue avec mes patients/clients/élèves			
18	Je suis ragaillardi si dans mon travail je suis proche de mes patients/clients /élèves			
19	J'ai accompli beaucoup de choses qui en valent la peine dans ce travail			
20	Je me sens au bout du rouleau			
21	Dans mon travail, je traite les problèmes émotionnels très calmement			
22	J'ai l'impression que mes patients/clients/élèves me rendent responsable de certains de leurs problèmes			

Total épuisement professionnel = 1 + 2 + 3 + 6 + 8 + 13 + 14 + 16 + 20 →	
Total dépersonnalisation = 5 + 10 + 11 + 15 + 22 →	
Total accomplissement personnel = 4 + 7 + 9 + 12 + 17 + 18 + 19 + 21 →	

Chacun de ces items représentant une facette de l'évaluation que le sujet peut faire de son travail.

INTERPRETATION - Echelle MBI-HSS	Score	Stade burnout
Epuisement professionnel	Inférieur à 17	Bas
	18 à 29	Modéré
	Supérieur à 30	Élevé
Dépersonnalisation	Inférieur à 5	Bas
	Entre 5 et 11	Modéré
	Supérieur à 12	Élevé
Accomplissement personnel	Supérieur à 40	Bas
	Entre 34 et 39	Modéré
	Inférieur à 33	Elevé

DEUXIÈME PARTIE

Présentation de la réflexologie

*"**La réflexologie, c'est l'étude des réflexes. Cela va permettre d'étudier quelle stimulation à un point donné va donner une réponse à distance.** Le réflexe connu le plus important est le réflexe cutanéo-viscéral. Si par exemple vous massez une aire spatiale au niveau du ventre, cela va déclencher des bruits intestinaux car c'est le système nerveux autonome qui commande le fonctionnement des organes et qui va déspasmer l'organe et le faire circuler, le faire dilater et faire relâcher les gaz.*

"Il y a toute une cartographie qui permet d'agir soit sur la vessie, soit sur la vésicule biliaire, soit sur l'estomac, soit sur le côlon. Il y a ce qui fait excréter par exemple l'urine ou les matières et il y a ce qui fait retenir. Il y a un système qui fait soit accélérer, soit ralentir. Et cela fonctionne essentiellement sur le mode de stress donc on retient tout, c'est la raison pour laquelle on est constipé. Au contraire, le système nerveux parasympathique va permettre de se relâcher, de se reposer, de se détendre Il va entraîner un relâchement.

"Nous avons un système nerveux conscient, un système nerveux autonome. Le système nerveux autonome contrôle la tension artérielle, la fréquence cardiaque, le taux de cortisol, de cholestérol…

Cela fonctionne sur quelque chose qui fait soit augmenter quand on est en situation de stress, soit diminuer pour récupérer.

*À partir de là, **au niveau de la peau, vous avez des capteurs qui sont sensibles à des stimulations**. Par exemple quand vous frottez la peau, au bout d'un moment elle va rougir, c'est-à-dire qu'il va y avoir une dilatation qui va entraîner la stimulation du système nerveux parasympathique et faire récupérer, et qui va reposer. On sait ensuite aperçu qu'au niveau de l'oreille par exemple, il y avait une représentation du foetus inversée.*

*Par exemple on pense que les marins portaient des anneaux en or au niveau de cette zone qui correspond aux vertiges ou la vision de loin... C'est la raison pour laquelle il s'agissait d'anneaux en or. Cela a également été décrit au niveau du pied mais c'est purement **empirique**, c'est-à-dire qu'il n'y a aucune étude scientifique qui a montré la réalité de la chose."*

Dr Dominique Bonneau, médecin du sport :
http://www.allodocteurs.fr/ .../que-penser-de-la-reflexologie_...

***

La réflexologie dite « occidentale » a été développée au début du XXe siècle par des médecins américains et européens ayant analysé le rôle des réflexes dans le système nerveux.
Les premières études scientifiques des réflexes reposent sur des travaux de neurologie menés à la fin du XIXe siècle en Europe.

La réflexologie plantaire telle qu'elle se pratique aujourd'hui trouve ses fondements dans les travaux du **Docteur William Fitzgerald**.
En 1915, William Fitzgerald (1872-1942), médecin américain, publie « *La thérapie des zones* ». Il y décrit en détail les dix zones longitudinales égales qu'il a déterminées sur le corps ; cinq de chaque côté de la ligne médiane.
Chacune de ces zones part du milieu d'un des orteils, traverse le corps jusqu'au haut de la tête, puis longe les bras pour se terminer dans les doigts de la main. Chaque organe ou partie du corps est représenté dans les mains et les pieds.

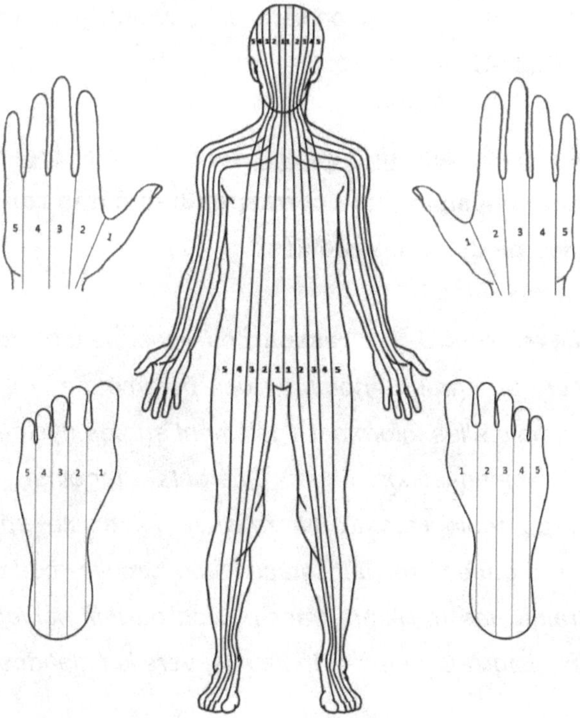

« *Thérapie Zon*ale » du Dr William Fitzgerald

En 1919, **Joseph Riley**, médecin américain, publie « *Zone therapy simplified* ».

Eunice Ingham (1889-1974), physiothérapeute américaine, et collaboratrice des Drs. Fitzgerald et Riley, fait connaître la réflexologie plantaire au grand public à travers son ouvrage : ***"Ce que les pieds peuvent raconter grâce à la réflexologie*", publié en 1938.**

Elle a mis au point la pratique de la réflexologie plantaire en s'inspirant de « *La thérapie des zones* », de Dr. W.Fitzgerald.

Dans les années 1930, Eunice Ingham élabore une carte détaillée établissant une correspondance entre les points et les zones du pied et les organes du corps. Eunice Ingham fut une pionnière en ouvrant la première école de réflexologie aux Etats-Unis.

La réflexologie repose sur <u>le postulat</u> que chaque organe, partie du corps ou fonction physiologique correspondrait à une zone ou un point sur les mains, les pieds ou les oreilles.

Les zones réflexes *sont des* ***« ressources »*** *permettant de restituer des informations sur un grand nombre de paramètres relatifs à notre fonctionnement, mais elles informent également sur les dysfonctionnements, tensions ou compensations sur différents terrains : physiques, physiologiques, psychologiques… La relation qui existe entre les zones réflexes et les organes se fait grâce aux circuits neuro-réflexes. La stimulation entraîne une meilleure transmission du flux nerveux le long des voies nerveuses, jusqu'au cortex et thalamus, vers les glandes endocrines et les organes du corps."*[7]

« Réflexologie et Troubles fonctionnels », E.Breton et Dr J.Valéro, chez DUNOD (2022).

La réflexologie repose sur l'application d'une pression manuelle appliquée sur des zones spécifiques des mains, des pieds ou des oreilles. Ces zones sont censées correspondre à différents organes ou systèmes de l'organisme.

Un toucher réflexe spécifique appliqué sur ces zones permettrait ainsi de localiser et dissiper les tensions afin de rétablir l'équilibre du corps.

[7] Réflexologie et troubles fonctionnels - Prise en charge et gestion du stress par les techniques réflexes - Livre et ebook Thérapies complémentaires de Elisabeth Breton - Dunod

La stimulation des cellules nerveuses du pied, également désignées par le terme de points ou zones réflexes, au moyen de pressions entraîne une meilleure transmission du flux nerveux le long des voies nerveuses dans le corps et les organes.

Tous les muscles et les organes du corps dépendent de ces influx nerveux pour fonctionner.

Les réactions réflexes ont pour but de rétablir et de maintenir l'équilibre du métabolisme.

L'équilibre et l'intégrité du système nerveux concourent à l'harmonie et augmentent la **capacité d'autorégulation** de notre corps.

La réflexologie agit également sur les centres de plaisir. Ces régions sont reliées par ce que l'on appelle le faisceau de la récompense ou du plaisir.

L'aire tegmentale ventrale (ATV), reçoit de l'information qui indique le niveau de satisfaction puis analyse et transmet cette information grâce à un messager chimique, la **DOPAMINE**, au noyau accumbens, au septum, aux centres amygdaliens et au cortex préfrontal.

Plus la récompense associée à une activité est importante, plus l'organisme s'en souvient et plus il cherchera à renouveler cette activité (*exemple : rechercher la sensation du bien-être ressenti lors du massage réflexe).*

On parle d'un « **renforcement positif** » qui va faciliter la répétition du comportement. C'est ainsi que la personne, grâce aux séances régulières, arrive à mieux se détendre et davantage apprécier les bienfaits de la séance.

La répétition de l'action réflexe permet d'induire, de tracer, de renforcer et de consolider une information.

La répétition réflexe renforce et consolide les trajectoires neuro-réflexes.

Indications et contre-indications de la réflexologie

Indications :

- Pour diminuer l'anxiété, nervosité, mal-être
- Pour réduire la fatigue générale, lassitude
- Pour réduire l'inconfort intestinal, maux de ventre dus au stress
- Pour soulager les douleurs musculaires dus au stress
- Pour soulager les douleurs pelvipérinéales
- Pour soulager les maux de tête dus au stress
- Pour améliorer la qualité du sommeil
- Pour diminuer les tensions nerveuses, le surmenage
- Pour améliorer la qualité de vie et le bien-être de la personne

Contre-indications : *(Pas de protocole de stimulations réflexes. Prendre les précautions nécessaires en consultant le médecin traitant du sujet).*

- infection grave et maladie s'accompagnant d'une forte fièvre,
- processus inflammatoire touchant le système veineux et lymphatique (thrombose, phlébite),
- affection nécessitant une intervention chirurgicale,
- mycose de grande étendue (verrues, ongle incarné), herpès,
- grossesse à risque ainsi que les trois premiers mois de grossesse,
- certains cancers (les personnes sous traitement chimiothérapique ou radiothérapique),
- dépression grave, troubles dépressifs sévères, troubles psychotiques,
- diabète grave,
- porteurs de pacemaker, personnes sous dialyse (problèmes rénaux).

Le protocole appliqué

En règle générale, la stimulation des zones réflexes s'effectue selon une cartographie réflexologique. Il en existe plusieurs en fonction de l'approche (occidental, asiatique...) ou de la position du corps (debout, assis...) projeté sur les pieds ou les mains La carte des zones réflexes indique les localisations de correspondances avec les organes et les glandes.

La voie des plexus neurovégétatifs est une voie très peu utilisée, et pourtant elle est très intéressante et complémentaire à la stimulation « classique » des zones réflexes.

Le système neurovégétatif ou système nerveux « involontaire » possède des prolongements périphériques distribués à tous les organes et tissus internes du corps.

Tout ce qui touche la grande commande neurohormonale passe par le **système sympathique** au travers des relais secondaires que sont les plexus et la chaîne latéro-vertébrale, venant de l'hypophyse antérieure qui reçoit les fibres du thalamus via l'hypothalamus. Ce système accélère le rythme cardiaque, augmente la pression sanguine, libère du glucose pour fournir de l'énergie aux muscles, prépare le corps à l'action, à la réaction face au stress afin der réagir rapidement en cas de menace.

La surveillance et la modulation de cette organisation est assurée par le **système parasympathique** et ses ganglions.
Les nerfs du système nerveux parasympathique assurent la conservation et la restauration de la réserve d'énergie (potentiel fonctionnel) du corps après une réaction développée par le système sympathique face au stress. Il permet de nous détendre, de digérer et de récupérer.

Il abaisse le rythme cardiaque, réduit la pression sanguine et favorise les processus de régénération et d'autorégulation du métabolisme.

Les plexus

La partie périphérique du système nerveux sympathique est caractérisée par la présence de nombreux plexus.

Le mot plexus est emprunté à la langue latine, et en anatomie il **désigne un entrecroisement multiple de plusieurs branches nerveuses ou sanguines** qui s'envoient réciproquement des ramuscules.

Plexus nerveux offrent l'apparence de mailles de formes et de dimensions variables, suivant le nombre des filets entrecroisés ou la disposition de la partie où ils sont placés.

Les principaux sont (un amas de nerfs ou de vaisseaux entrelacés):

- Plexus choroïde, dans les ventricules latéraux de cerveau.
- Plexus cervical, sur les côtés du cou.
- Plexus brachial, situé entre le cou et la tête de l'humérus, il donne les nerfs du bras.
- Plexus cardiaque, derrière la crosse de l'aorte, c'est l'entrelacement des nerfs cardiaques.
- Plexus pulmonaire, situés l'un au devant, l'autre en arrière des bronches.
- Plexus solaire, sur le rachis, dans la région épigastrique.
- Plexus hépatique, il entoure l'artère hépatique et la veine porte.
- Plexus lombaire, à la partie inférieure des lombes.
- Plexus sacré, au devant et au-dessous de la symphyse sacro-iliaque.

Le plexus splanchnique cœliaque, abdominal, lombaire ou solaire est le plus important plexus de l'abdomen, c'est le **cerveau végétatif abdominal.**

Plexus sanguins : arrivé à ses dernières limites, le système artériel ne se présente plus que sous la forme de plexus aux mailles inégales et serrées. Les artérioles qui les composent se continuent avec les premières veinules, sans qu'on puisse établir les points précis de leur partage.
On conçoit que le système veineux se comporte de la même manière à ses extrémités. Mais il existe d'autres plexus veineux qui résultent des entrecroisements, des anastomoses de branches à branches, comme on le remarque aux faces dorsales de la main et du pied. Ils ont pour but de faciliter la circulation du sang dans les parties exposées à la compression.

Branches efférentes :
Accompagnent toutes les branches de l'aorte abdominale et apportent le contingent sympathique et vagal à tous les viscères abdominaux, sous forme de **plexus secondaires :**
- **Le plexus cœliaque (anciennement plexus solaire)** *:* se divise en 3 sous plexus :

* Plexus coronaire stomachique ou gastrique, destiné à l'estomac en suivant la faux de l'artère
* Plexus hépatique, disposé en 2 plans : antérieur (satellite de l'artère hépatique) et postérieur (satellite de la veine porte et des voies biliaires).
* Plexus splénique, destiné au duodénum, pancréas, la rate et à la grande courbure gastrique.

- **Le plexus diaphragmatique inférieur** *:* destiné à la coupole diaphragmatique, sans suivre les artères.
- **Le plexus surrénal :** vient de la région de l'artère cœliaque et du ganglion semi-lunaire et converge vers la glande surrénalienne et la partie

supérieure de l'uretère. Il recouvre en avant la terminaison du nerf grand splanchnique

- **Les plexus rénaux :** ont une disposition péri artérielle, s'anastomosent avec le plexus mésentérique inférieur.
- **Le plexus mésentérique supérieur :** destiné au pancréas gauche, les anses grêles et le colon droit.
- **Le plexus mésentérique inter-mésentérique :** correspond aux filets qui descendent en avant et sur les côtés de l'aorte dans l'intervalle compris entre les artères mésentériques. Il accompagne l'artère et se distribue au côlon gauche et au rectum.
- **Les plexus spermatiques ou utéro-ovariens :** satellites des artères homonymes, se détachent de la partie inférieure du plexus solaire. Il est destiné aux testicules (homme), et aux annexes (femme).

Plexus : des regroupements ganglionnaires. Ils peuvent être nerveux, artério-veineux et lymphatique. Ces plexus peuvent être le siège d'une accumulation de tension interne (physique ou émotionnel) donnant des sensations ciblées de mal-être.

La stimulation des zones réflexes plantaires en lien avec la projection du trajet du nerf vague s'avère très bénéfique permettant une induction rapide de relaxation corporelle.

Le nerf vague (Xème paire des nerfs crâniens), principal nerf du parasympathique est une voie très importante de la régulation végétative (digestion, respiration, fréquence cardiaque,...) et de la viscéromotricité des appareils cardio-vasculaire, trachéo-broncho-pulmonaire et digestif ainsi que de la régulation des sécrétions des glandes surrénales, du pancréas, de la thyroïde, des glandes endocriniennes et du système digestif.

Technique réflexologique

Protocole de « Relaxation de l'axe du stress via les plexus neuro-réflexes plantaires » (digito-pression sur les plexus plantaires).

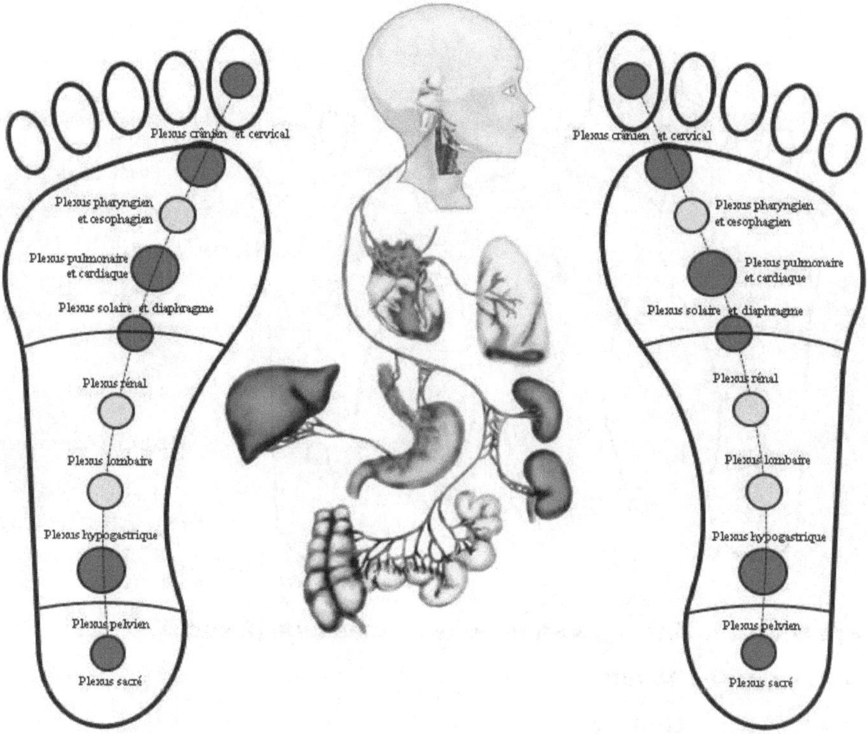

Dessin Elisabeth Breton ©

Trajet du nerf vague : *ganglions de la tête et du cou (le mésencéphale et le bulbe rachidien) vers les plexus des viscères thoraciques et abdominaux, pour terminer dans la région sacrée.*

En travaillant les plexus plantaires qui sont en correspondance avec les plexus nerveux et vasculaire plantaires, le réflexologue détend les zones en question et libère les tensions.

Protocole de réflexologie

L'AXE DU STRESS VIA LES PLEXUS

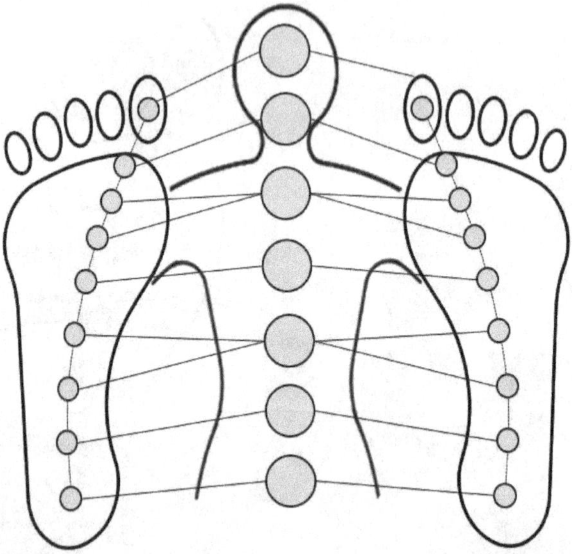

Pression à mains nues sans huile de massage (à sec).
Durée de 30 à 45 mn.

1. Prise en charge de la personne (installation sur la table de massage, couvrir la personne, effectuer quelques pressions douces sur les articulations des membres supérieurs et inférieurs, sur le contour du corps avant le massage réflexe plantaire).
2. Se positionner au niveau des pieds, appliquer le désinfectant ou une lingette pour essuyer les pieds, puis effectuer une prise de contact sur les gros orteils.

Commencer par les pressions d'appuis sur les deux pieds.

Suivre les trajectoires de Dr Fitzgerald selon la théorie des zones.

Prendre conscience de la posture assise et mouvement (balancier) du corps du réflexologue. Pressions rythmées, cadencées, et répétitives.

3. Effectuer des pressions d'appuis sur la chaîne des plexus, en même temps, sur les deux pieds, en partant par le gros orteil, et en descendant progressivement vers le talon.

Suivre la chaîne des plexus : crânien, cervical, cardiaque, pulmonaire, ...

Toujours maintenir la même cadence, la même fluidité du mouvement.

Effectuer les pressions sur chaque plexus, au moins 3 fois (3 pressions + pause + 3 pressions + pause + 3 pressions + pause) tout en maintenant le contact sur le plexus abordé.

4. Remonter du talon vers le gros orteil, en suivant la même trajectoire, en remontant mais avec une seule pression sur chaque plexus.

6. Terminer par la prise de contact sur les gros orteils.

7. Puis effectuer à nouveau les pressions douces sur le contour du corps.

TROISIEME PARTIE

Scores et graphiques des sujets observés

24 sujets (21 femmes et 3 hommes) sont analysés, sur 26 inclus. Sortie de 2 sujets (non respect des dates de contrôle pour l'un, arrêt maladie pur l'autre).

Moyenne des Scores obtenus échelle BMS-10 : 24 sujets

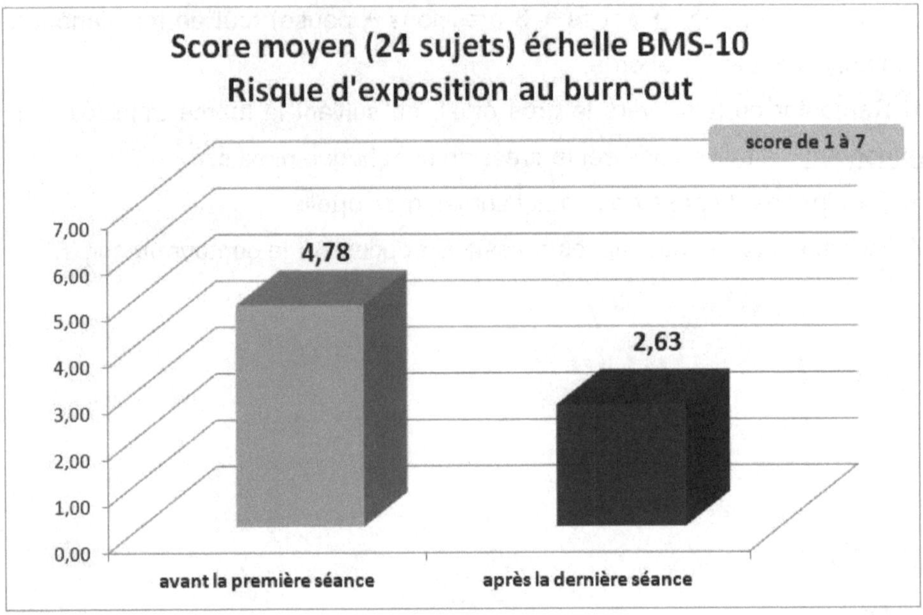

Rappel d'interprétation :

- Entre 4,5 et 5,4 : degré élevé de burnout
- Entre 2,5 et 3,4 : faible degré de burnout

Moyenne des Scores obtenus échelle MBI-HSS : 24 sujets

Contrôle / jour	Epuisement professionnel (9 items)	Interprétation
C1 – J0	36,50	< à 17 : burnout bas 18 à 29 : burnout modéré > à 30 : burnout élevé
C7 – J42	18,13	
C7 – C1	- 18,37	
Contrôle et jour	**Dépersonnalisation (5 items)**	Interprétation
C1 – J0	9,29	< à 5 : burnout bas 6 et 11 : burnout modéré > à 12 : burnout élevé
C7 – J42	5,21	
C7 – C1	- 4,08	
Contrôle et jour	**Accomplissement personnel (8 items)**	Interprétation
C1 – J0	32,67	> à 40 : burnout bas 34 et 39 : burnout modéré < à 33 : burnout élevé
C7 – J42	37,21	
C7 – C1	4,54	

Les trois scores sont améliorés, essentiellement pour l'épuisement professionnel.

Cas extrêmes (le moins bon et le meilleur)

Évolution la moins marquée : Sujet 14

Pour ce sujet, le score de l'échelle principale (BMS-10) passe de 4,6 à 3,8. Cette variation est très faible, mais c'est le sujet qui a le moins bien répondu aux séances de réflexologie.

Évolution la plus marquée : Sujet 21

Pour ce sujet, le score de l'échelle principale (BMS-10) passe de 5,3 à 1. Cette variation est très importante (passe de « degré élevé » à « très faible degré » de burnout), mais c'est le sujet qui a le mieux répondu aux séances de réflexologie.

CONCLUSION

Cette petite étude n'avait qu'un seul objectif : nous familiariser avec le respect d'un protocole rigoureux de type « médicament », le consentement éclairé que doit signer tout sujet inclus, et avec le remplissage d'un cahier d'observation relativement complexe. C'est pourquoi peu de sujets ont été inclus et l'essai n'a pas été déclaré aux autorités (ce qui n'aurait pas été possible si la méthodologie proposée, la réflexologie, avait fait courir le moindre risque aux sujets inclus).

Nous ne cherchions pas à déterminer son efficacité, d'où le faible nombre de sujets inclus qui rendait illusoire toute analyse statistique sérieuse.

Maintenant habitués aux contraintes des essais cliniques, nous avons réalisé un essai clinique sur **les Troubles fonctionnels intestinaux.** L'essai a été soumis au Ministère et à un Comité de Protection des Personnes, et accepté. Il est référencé et enregistré sous le numéro ID RCB 2018-A01267-48.[8]

A priori, c'est le premier essai clinique « réflexologie » réalisé en France avec l'accord du Ministère et d'un CPP.

[8] Essais cliniques : obtenir un numéro d'enregistrement IDRCB et EudraCT - ANSM (sante.fr)

POUR ALLER PLUS LOIN

Considérations sur les essais cliniques

La recherche clinique correspond aux études scientifiques réalisées sur la personne humaine, en vue du développement des connaissances biologiques ou médicales.

En France, ces recherches sont strictement encadrées par **la loi Jardé.**[9]
Les recherches organisées et pratiquées sur l'être humain en vue du développement des connaissances biologiques ou médicales sont autorisées dans les conditions prévues par le **Code de la santé** et sont désignées ci-après par les termes " **recherche impliquant la personne humaine** ".

Il existe trois catégories de recherches impliquant la personne humaine :
1° Les recherches interventionnelles qui comportent une intervention sur la personne non justifiée par sa prise en charge habituelle ;
2° Les recherches interventionnelles qui ne comportent que des risques et des contraintes minimes, dont la liste est fixée par arrêté du ministre chargé de la santé, après avis du directeur général de l'Agence nationale de sécurité du médicament et des produits de santé ;
3° Les recherches non interventionnelles qui ne comportent aucun risque ni contrainte dans lesquelles tous les actes sont pratiqués et les produits utilisés de manière habituelle.

[9] Article L1121-1 - Code de la santé publique - Légifrance (legifrance.gouv.fr)

Ces catégories se différencient principalement par la **nature de l'intervention** prévue par le **protocole de recherche** (modifiant ou non la prise en charge habituelle des participants) et le **niveau de risque et de contraintes** pour les personnes qui acceptent d'y participer.
La personne physique ou la personne morale qui est responsable d'une recherche impliquant la personne humaine, en assure la gestion et vérifie que son financement est prévu, est dénommée **le promoteur**. Celui-ci ou son représentant légal doit être établi dans l'Union européenne. Lorsque plusieurs personnes prennent l'initiative d'une même recherche impliquant la personne humaine, elles désignent une personne physique ou morale qui aura la qualité de promoteur et assumera les obligations correspondantes.
La ou les personnes physiques qui dirigent et surveillent la réalisation de la recherche sur un lieu sont dénommées **investigateurs.**
Lorsque le promoteur d'une recherche impliquant la personne humaine confie sa réalisation à plusieurs investigateurs sur plusieurs lieux en France, le promoteur désigne parmi les investigateurs **un coordonnateur.**
Si, sur un lieu, la recherche est réalisée par une équipe, l'investigateur est le responsable de l'équipe et est dénommé investigateur principal.[10]
Concernant la réflexologie, la recherche peut se faire dans le cadre de la recherche non interventionnelle (Catégorie 3).

Les recherches non interventionnelles (Catégorie 3) comportent, malgré leur appellation, des actes ou des procédures définis par un arrêté. **Dénuées de risques,** elles ne modifient pas la prise en charge des participants, et tous les actes pratiqués et produits utilisés le sont de manière habituelle.
Elles comprennent les recherches observationnelles.

[10] Article L1121-1 - Code de la santé publique - Légifrance (legifrance.gouv.fr)

Les règles à respecter

Dans tous les cas, ces recherches doivent :

- **Être portées par un promoteur** qui en assure la gestion, veille au respect des bonnes pratiques qui garantissent l'intégrité de l'étude et vérifie que le financement est acquis
- Avoir obtenu l'**avis favorable d'un comité de protection des personnes**
- Recevoir une **autorisation de la Commissions nationale informatique et liberté (Cnil)** concernant le traitement des données à caractère personnel des personnes impliquées (ou respecter une méthodologie de référence).[11]

« *Actuellement, l'essai clinique randomisé en double aveugle est considéré comme la meilleure méthode pour évaluer l'efficacité d'une thérapie. Certes c'est un outil très utile, mais il est surtout adapté aux médicaments.*
Pour évaluer correctement les soins non médicamenteux, il faut d'abord les décrire précisément. Il n'y a malheureusement pas de consensus clair.
Ensuite, il faut mener ***des études qualitatives*** *et pas seulement quantitatives : il existe des méthodes sérieuses pour cela, qui interrogent notamment les patients sur leur ressenti (...). Enfin, il faut mettre au point des protocoles pour comparer toutes les thérapies entre elles, les classiques comme les non conventionnelles, et éventuellement les confronter à l'effet placebo. Dernier point, et non des moindres, ne pas oublier d'évaluer leurs éventuels effets secondaires, car toute thérapie comporte des risques.* »

Falissard (2016, Recherche et Santé)

Si nous souhaitons présenter la réflexologie comme une Intervention Non Médicamenteuse (INM), il convient de se conformer à la définition des INM.

---

[11] La recherche clinique · Inserm, La science pour la santé

« Les INM sont des solutions préventives et thérapeutiques fondées sur la science visant à résoudre des problèmes identifiés par la médecine conventionnelle.
Une INM est un « protocole de prévention santé ou de soin efficace, personnalisé, non invasif, référencé et encadré par un professionnel qualifié »
Les caractéristiques d'une INM sont décrites et justifiées par des ***études publiées dans des revues scientifiques à comité de lecture*** *respectant les attendus de la recherche internationale en santé (International Committee of Medical Journal Editors, Equator), et conformes au NPI Model.*
Des études suivant le NPI Model fournissent les données probantes permettant aux sociétés savantes et aux autorités de santé d'identifier les pratiques humaines de santé protocolisées, explicables, efficaces, sûres et reproductibles, autrement dit les INM.
Une INM est une pratique fondée sur des données probantes visant à prévenir soigner ou accompagner un problème de santé connu de la médecine moderne. Ce problème peut être une maladie aiguë (e.g., entorse, vertige bénin paroxystique), une maladie chronique (e.g., arthrose, cancer, dépression, sclérose en plaques, polyarthrite rhumatoïde, Alzheimer), un symptôme expliqué par un diagnostic médical (e.g., douleur, fatigue), un facteur de risque (e.g., signe de fragilité d'une personne âgée, tabagisme, sédentarité, travail de nuit, secteur du bâtiment et travaux publics concerné par les troubles musculo-squelettiques), une situation de handicap (e.g., paraplégie) ou une fin de vie ».[12]

(NPIS, 2023).

La NPIS - Non-Pharmacological Intervention Society

La société savante NPIS est une organisation internationale à but non lucratif et d'intérêt général créée en 2021 sous statut d'association loi 1901.[13]

---

[12]Modèle d'évaluation des INM – NON PHARMACOLOGICAL INTERVENTION SOCIETY (npisociety.org)
[13] https://npisociety.org/

Évolution du métier de réflexologue

Aujourd'hui, **le métier de réflexologue n'est pas encore réglementé en France et il ne bénéficie d'aucune branche professionnelle dédiée.**
Ainsi, seuls deux organismes accordent une « reconnaissances à vocation professionnelle » du métier de réflexologue :

- Pôle emploi : Répertoire Opérationnel des Métiers et des Emplois (Fiche N° K1103, Développement Personnel et Bien-être de la personne).[14]
- l'INSEE (Institut national de la statistique et des études économiques), dans les catégories Santé humaine et action sociale : Code APE 8690F Activités de santé humaine non classées ailleurs (sous-catégorie 86.90.19 : Autres services de santé humaine n.c.a.).[15]

Le métier de réflexologue appartient aux métiers de la relation d'aide associés au bien-être, au mieux-être, à la prévention et à l'entretien du capital santé. C'est dans ce sens que l'activité professionnelle de réflexologue (premier référentiel métier de réflexologue) a été référencée, pour la première fois en 2015, au registre national des certifications professionnelles (RNCP).[16] **Ce premier titre RNCP de réflexologue a été attribué au Centre de formation Elisabeth Breton (*Certification RNCP23816, dans la catégorie de « Spécialités plurivalentes des services aux personnes »*.**[17]

La réflexologie constitue officiellement **une pratique de bien-être par la relaxation physique et la détente libératrice de stress**, elle ne peut être en aucun cas assimilée à des soins médicaux, de kinésithérapie ou d'ostéopathie.

---

[14] https://candidat.francetravail.fr/marche-du-travail/fichemetierrome?codeRome=K1103
[15] https://www.insee.fr/fr/metadonnees/cpfr21/sousCategorie/86.90.19?champRecherche=false
[16] https://www.legifrance.gouv.fr/loda/id/JORFTEXT000030931008
[17] https://www.francecompetences.fr/recherche/rncp/23816/

Depuis 2023, plusieurs organisations professionnelles ont entrepris une « démarche de normalisation du métier de réflexologue » avec AFNOR, portant **sur la prestation de service du réflexologue »**.[18]
Aujourd'hui, le métier du reflexologue est en pleine expansion et représente à peu près 7 000 professionnels (chiffre de la Collégiale). Cependant, la réflexologie ne bénéficie toujours pas d'un rattachement clair à une branche professionnelle du ministère du Travail. Face à ce défaut d'encadrement, les représentants de la profession ont enregistré, depuis plusieurs mois, une augmentation de « réflexologues » auto-déclarés, initiés par de courtes formations (parfois ayant comme unique qualification une seule heure de formation). Cette situation porte inévitablement préjudice au métier, dévalorisant la réflexologie en tant que « profession » et ne garantissant aucune fiabilité professionnelle aux clients.

Compréhension des enjeux de la norme

- Volonté d'une reconnaissance du métier de réflexologue pour une meilleure visibilité, valorisation et uniformité des fondamentaux de la profession, en s'appuyant sur un cadre officiel de compétences.
- Anticipation d'une réglementation de la profession tant sur la pratique que sur la formation au métier. Répondre au besoin de reconnaissance administrative, d'un cadre professionnel et d'un rattachement clair à une branche dédiée.

La norme volontaire métier entreprise avec AFNOR parait être, pour le moment, la réponse la plus accessible et pertinente pour répondre à ce besoin et donner un premier cadre au métier de réflexologue.
Cette norme est un élément fondateur des bonnes pratiques pouvant recenser « les exigences-cadre » et ayant une portée nationale, voire internationale.

---

[18] Structure AFNOR/S99R | Norm'Info

L'objectif fondamental de la norme est de valoriser savoir/savoir-faire/savoir-être et de promouvoir les services et la qualité de service des réflexologues, afin d'apporter une pleine reconnaissance du métier en France.
Le besoin identifié est, tout en respectant les spécificités de chaque méthode, de développer une norme homologuée harmonisant les « fondamentaux » de la pratique en incluant des exigences communes telles que :

- La terminologie
- Les bonnes pratiques reconnues des réflexologues professionnels
- Les compétences fondamentales communes requises par le réflexologue professionnel
- Le cadre d'acquisition des compétences pour les organismes formateurs
- La déontologie et le périmètre d'intervention des professionnels

La norme permettra :

- De structurer la profession,
- D'opter pour un langage et un cadre de compétences commun
- De servir les objectifs de la stratégie commune de reconnaissance professionnelle (tant dans la pratique que dans la formation) et d'anticiper la réglementation sur nos professions.

Indéniablement le « **TRONC COMMUN** » de toutes les approches en réflexologie demeure « la **stimulation des zones et points réflexes** », mais la **MANIÈRE** d'aborder ce travail de stimulation varie en fonction des courants et des méthodes, ce qui entraine parfois des confusions auprès du public, des usagers et des autres professionnels :

- Différents courants (occidental, asiatique, énergétique chinoise, sud-africaine, ...)
- Différents outils de stimulation (mains, doigts, pouce ou instruments, ...)
- Différentes méthodes et techniques réflexes

- Différentes cartographies (les emplacements/localisations des points/zones réflexes varient en fonction du modèle de projection du corps humain : pieds, mains, visages, oreilles, dos).
- Différentes formations de réflexologie(s) (absence de tronc commun : nombres d'heures, programme/contenu).

Afin de lever la difficulté relevant de ces différences et de remédier à la méconnaissance de celle-ci par les réflexologues imprégnés par le courant de pensée de leur école de réflexologie d'origine, la démarche de normalisation entreprise auprès d'AFNOR vise, dans le respect de chaque courant, à assurer la qualité de prestations de service du réflexologue.

Cette norme est le moyen actuel et reconnu par les professionnels et un large public qui est à notre portée aujourd'hui pour permettre le positionnement de la profession de réflexologue comme « métier à part entière » et non comme une « compétence complémentaire » à une autre profession (du secteur bien-être ou secteur médical).

Le métier de réflexologue correspond à des connaissances, à des compétences techniques et psychosociales, à une posture qui lui est propre et qui sont reprises dans le REFERENTIEL métier. Il est essentiel de permettre à tout un chacun de distinguer le réflexologue, du praticien qui utilise les techniques réflexes en complément de son cœur de métier.

Cet acte fondateur que représente la norme (même volontaire) est un premier pas qui en annonce d'autres, car la reconnaissance professionnelle du métier de réflexologue est en constante évolution et ne peut se faire sans le soutien de tous les professionnels concernés.

La future norme dite « volontaire » ne sera pas obligatoire. Chaque réflexologue décidera librement de s'y référer et de la soutenir, afin de contribuer à sa manière à la reconnaissance du métier de réflexologue dans notre pays.

Biographies des auteurs

Elisabeth Breton

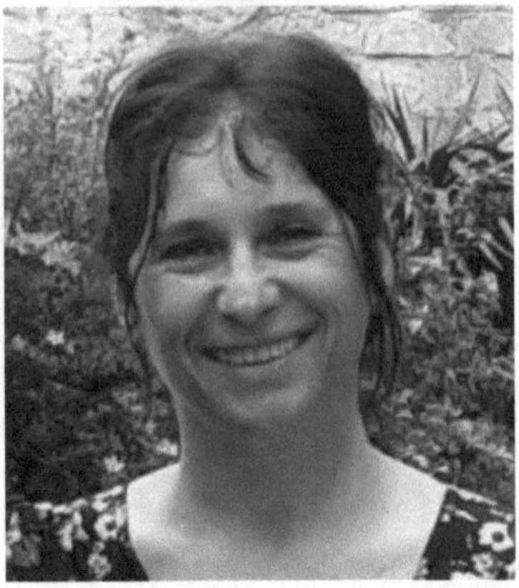

Elisabeth Breton, criminologue de formation universitaire, s'oriente depuis 2001 vers le domaine de la Prévention, Gestion du stress et Bien-être de la personne. Elle se spécialise dans les techniques réflexes de relaxation et de stimulation issues de l'ostéopathie et propose des formations de relaxologue et de réflexologue.

Présidente de l'Association des Réflexologues RNCP (ARRNCP), de la Fédération Francophone des Praticiens et Enseignants de la Réflexologie (FFPER) et de l'association « La Fontaine du Bien-être ».
Co-fondatrice de la Collégiale des fédérations et des syndicats de réflexologie.

Elisabeth Breton est membre :

- de l'Association Française de criminologie
- de l'Association internationale des criminologues de langue française
- de l'Association La Douleur et le Patient Douloureux (LDPD)
- du Réseau Citoyen de l'Agence MCA (RC-AMCA)

- du Groupe d'Evaluation des Thérapies Complémentaires Personnalisées (GETCOP)
- de la Chambre des Praticiens de la Santé Durable

Spécialisée en :

- Gestion du Stress et de l'Anxiété, à SYMBIOFI (Interactive emotional self-therapy, Innovative Solutions for Stress), partenaire du CHRU de Lille
- Gestion Médicale du Stress, à AEMI (Académie Européenne Médecine Intégrative).

Participation aux congrès scientifiques depuis 2015 :

- Anti-aging Medicine European Congress (AMEC)
- Groupe d'Evaluation des Thérapies Complémentaires Personnalisées (GETCOP)
- Intervention Non Médicamenteuses (ICEPS, NPIS)

Elisabeth Breton est auteure et co-auteure de plusieurs livres.

Élisabeth BRETON et Docteur Joakim VALÉRO :

- « Réflexologie et troubles fonctionnels ». 2022 – 448 pages – *Éditions DUNOD*
- « Le stress, ça vous parle ? Comprendre son histoire et ses mécanismes ». 2021 – 116 pages – *Éditions VIE*

Élisabeth BRETON :

- « Réflexologie pour la forme et le bien-être ». 2014 – 92 pages – *Éditions VIE*
- « Réflexologie, un vrai remède au stress ». 2014 – 108 pages – *Éditions VIE*
- « Réflexologie faciale et crânienne ». 2015 – 72 pages – *Éditions VIE*

Docteur Alain Jacquet

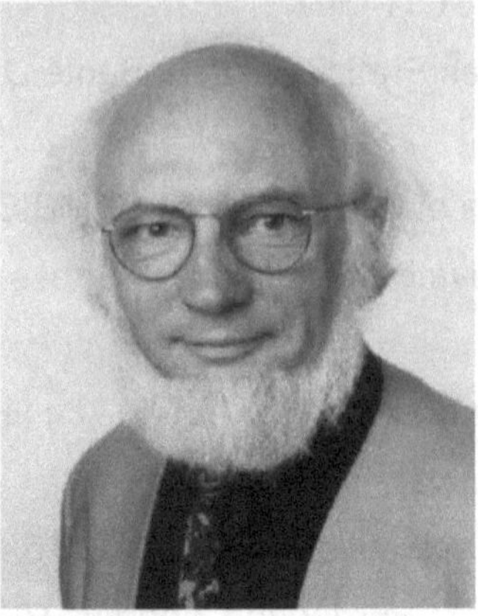

	Spécialité : stomatologie / chirurgie maxillo-faciale / cancérologie ORL.
1974	Création de SOS Médecins à Bordeaux.
1976-1985	Exercice libéral dans ma spécialité.
1986-1990	Arrêt spécialité. Intégration d'une CRO (essais cliniques médicaments).
1993	Conseil administration Société Française de Cosmétologie.
1995-2017	Intégration Service Pharmacologie - CHU Bordeaux. Essais cliniques.
	Nommé expert européen (EUROTOX) en toxicologie clinique
	Diplôme Pharmacologie « essais cliniques » (DUFIEC).
	Membre CCPPRB Bordeaux (ex CPP).
	Formation médecins sur effets indésirables trithérapie SIDA : Argentine – Brésil Arabie Saoudite - Roumanie – Bulgarie – Russie – Grèce.
	Nombreuses publications France et international (essais cliniques).
	Supervision d'environ 600 essais cliniques dans différents domaines.
2024	Publication de mon autobiographie : *Mémoires insolites d'un médecin bordelais* – éditions Le Lys Bleu – ISBN 979-10-422-2235-2

Bibliographies

1. « *Techniques Réflexes conjonctives, périostées et dermalgies viscéro-cutanées* », Raymond Richard, D.O.-Cours Richard's Osteopathic Research Institute (RORI).

3. « *Réflexologie pour la forme et le bien-être »,E.Breton, Editions Vie, 2014*

4. « Réflexologie, un vrai remède au stress », E.Breton, Editions Vie, 2015

5. « Réflexologie Faciale et Crânienne », E.Breton, Editions Vie, 2015

6. « Le stress, ça vous parle ? Comprendre son histoire et ses mécanismes », E.Breton et J.Valéro, Editions Vie, 2021

7. « Réflexologie et Troubles fonctionnels », E.Breton et J.Valéro, chez DUNOD, 2022.

8. « Mémoires insolites d'un médecin bordelais », Dr Alain Jacquet, éditions Le Lys Bleu, 2024.

Quelques références liens web

Centre de formation Elisabeth Breton
www.reflexobreton.fr

Association La Fontaine du Bien-être
http://www.fontainedubienetre.fr/

Association La Douleur et le Patient Douloureux
http://www.la-douleur-et-le-patient-douloureux.fr/Accueil/accueil.php

Association des Réflexologues RNCP (ARRNCP)
https://www.reflexologues-rncp.com/

Collégiale des Fédérations et des Syndicats de la Réflexologie
https://collegiale-federations-syndicats-reflexologie.com/

Réseau Citoyen-Agence Médecine Complémentaire et Adaptées (A-MCA)
https://www.agencemca.fr/

Office national d'information sur les enseignements et les professions (ONISEP) https://www.onisep.fr

Groupe d'Evaluation des Thérapies Complémentaires Personnalisées (GETCOP) http://congres-therapiescomplementaires.org/getcop_home.php

NON-PHARMACOLOGICAL INTERVENTION SOCIETY (NPIS)
https://npisociety.org/

La Chambre des Professions de la Santé Durable
http://www.chambre-professions-sante-durable.fr/

Prévention et Gestion du stress
https://www.preventiongestionstress.com/

Psycho&Bien-être, Portail de la Psycho, de la Santé et du Bien-être
http://www.psycho-bien-etre.be/bien-etre/reflexologie

Soigner le stress : nouveaux outils, nouvelles approches
www.symbiofi.com

HANTONE® - l'Accompagnement des personnes fragiles
https://www.hantone.fr/

ReflexoVISU
https://www.reflexovisu.fr/

Le Point Réflexe – Magazine
https://www.reflexesante.ch/magazine

ICAMAR – Revue médicale sur l'auriculothérapie et l'acupression auriculaire
http://www.icamar.org

HEGEL – Revue scientifique et médicale
https://www.cairn.info/revue-hegel.htm

NUMETIK AVOCATS
https://www.numetik-avocats.fr/

MIX
Papier | Fördert gute Waldnutzung
FSC® C083411

Kolibri 360 GmbH
Ferdinand-Jühlke-Straße 7
99095 Erfurt, Deutschland
produktsicherheit@kolibri360.de

Druck:
CPI Druckdienstleistungen GmbH
im Auftrag der
Kolibri 360 GmbH
Ferdinand-Jühlke-Str. 7
99095 Erfurt